DE L'ANTIPYRINE

DANS LE

RHUMATISME ARTICULAIRE AIGU

AVEC COMPLICATIONS DIVERSES

PAR

LE Dr E. CLÉMENT

MÉDECIN DE L'HÔTEL-DIEU DE LYON.

Mémoire lu à la Société des Sciences médicales de Lyon

LYON

ASSOCIATION TYPOGRAPHIQUE

F. PLAN, RUE DE LA BARRE, 12.

1886

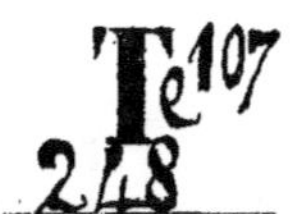

DE L'ANTIPYRINE

DANS LE

RHUMATISME ARTICULAIRE AIGU

AVEC COMPLICATIONS DIVERSES

PAR

LE Dr E. CLÉMENT

MÉDECIN DE L'HÔTEL-DIEU DE LYON.

Mémoire lu à la Société des Sciences médicales de Lyon

LYON

ASSOCIATION TYPOGRAPHIQUE

F. PLAN, RUE DE LA BARRE, 12.

1886

DE L'ANTIPYRINE

DANS LE

RHUMATISME ARTICULAIRE AIGU

AVEC COMPLICATIONS DIVERSES

L'action spécifique de l'antipyrine dans les différentes formes de rhumatisme aigu me paraît être un fait thérapeutique désormais acquis, puisque les détracteurs du médicament le reconnaissent. Masius en Belgique, Bernheim et moi, en France, nous sommes arrivés, chacun de notre côté, sans connaître nos recherches mutuelles, aux mêmes conclusions.

Je n'ai donc pas à revenir sur la précédente communication que j'ai faite à ce sujet. J'indiquerai seulement que tous les cas de rhumatisme aigu ou subaigu, que j'ai observés depuis, ont été soumis à l'antipyrine avec un succès qui ne s'est jamais démenti. D'ailleurs, le docteur Laurencin, dans son excellente thèse (1), et beaucoup d'autres auteurs ont rapporté des résultats non moins favorables. Tout dernièrement enfin, M. Bondet venait ici même prêter sa grande autorité à cette découverte thérapeutique.

Il n'est pas douteux pour moi que l'antipyrine ne soit supérieure au salicylate à tous les points de vue. Elle est plus facilement acceptée par les malades, elle ne détermine ni vertiges, ni surdité, ni bourdonnements d'oreilles ; son effet est tout aussi rapide et tout aussi sûr ; le soulagement se produit d'ordinaire dès la première ou la seconde dose.

(1) *De l'antipyrine dans le rhumatisme articulaire aigu et subaigu,* par le docteur Joubert Laurencin. Thèse de Lyon, 1885.

Enfin, là où l'antipyrine échoue, le salicylate échoue toujours, *tandis qu'elle réussit souvent dans des cas où le salicylate a été inactif.*

Depuis que je connais les merveilleux effets de l'antipyrine dans le rhumatisme aigu, je n'ai eu que deux fois l'occasion de traiter des attaques de goutte, et je me suis empressé d'essayer le nouveau médicament. Le résultat a été immédiat ; les douleurs et les fluxions ont disparu en quelques heures. Les deux malades qui, dans des accès antérieurs, avaient fait usage du salicylate de soude, s'accordèrent à donner la préférence à l'antipyrine.

Si les faits de ce genre se multiplient, on sera en droit de dire *qu'il y a lieu de substituer l'antipyrine au salicylate de soude dans le traitement du rhumatisme articulaire aigu et subaigu et de la goutte.*

Parmi les accusations qui ont été lancées contre l'antipyrine, il en est une grave qui a beaucoup contribué à semer le doute et l'alarme dans le camp des cliniciens. Elle est née de quelques recherches de laboratoire, recherches hâtives comme beaucoup de celles qui se font un peu partout dès qu'un médicament nouveau apparaît. On connaît le procédé : la substance est injectée à doses toxiques à des lapins, à des cabiais, le plus souvent à de simples grenouilles. On note divers phénomènes qui apparaissent pendant l'agonie, puis on procède à l'autopsie. Alors, suivant que le cœur est en systole ou en diastole, on en conclut que le médicament excite ou paralyse le cœur. C'est ainsi que certains expérimentateurs ont avancé que l'antipyrine paralysait le cœur, parce que cet organe était en diastole sur le cadavre.

Cette déduction n'est pas rigoureuse. La mort en diastole est le fait habituel, quel que soit le genre de mort et on ne saurait tirer aucun enseignement de ce phénomène banal. C'est tout au plus si la mort en systole, qui est exceptionnelle, a une signification suffisante pour admettre l'intervention d'une substance toxique dans l'arrêt du centre circulatoire. Les procédés d'étude de l'action cardiaque des poisons sont plus complexes que cette simple constatation de l'état du cœur à l'autopsie, témoin les patientes et délicates opérations auxquelles se livrent les physiologistes pour étudier les propriétés de la digitale.

On a donc eu tort de conclure que l'antipyrine paralysait le cœur, par cela seul que les ventricules étaient en diastole après la mort. D'ailleurs, cette prétendue action paralysante est en contradiction avec d'autres faits expérimentaux. Sauf quelques rares exceptions, la plupart des physiologistes ont, en effet, constaté une augmentation de la tension sanguine. De leur côté, les cliniciens ont presque toujours vu la tension artérielle s'élever sous l'influence de l'antipyrine, car tous les tracés sphygmographiques indiquent la disparition du dicrotisme. Comment concilier ces deux faits contradictoires ? comment concevoir l'accroissement de la pression sanguine sous l'influence d'un médicament qui paralyserait le centre circulatoire ?

Quoi qu'il en soit, l'accusation une fois lancée a fait son chemin. Elle a été un des principaux obstacles à la propagation de l'antipyrine. Beaucoup de médecins accueillirent avec défiance le nouveau médicament qui leur était présenté, précédé d'une si mauvaise réputation. Ceux mêmes qui lui avaient fait accueil, mis en garde contre ce danger imaginaire, considéraient que la préexistence d'une lésion cardiaque était en une contradiction absolue à son emploi.

Je vais essayer de démontrer par des faits que l'antipyrine peut être employée sans inconvénient à des doses relativement élevées, pendant longtemps, chez des sujets atteints de lésions cardiaques, pulmonaires et rénales.

J'ai eu, en effet, l'occasion de traiter par ce médicament plusieurs rhumatisants atteints de complications diverses. Il est bien entendu, pour éviter toute équivoque, que ces complications existaient avant le traitement et que l'antipyrine n'en est pas responsable. Or, je dois dire que dans aucun cas je n'ai vu s'aggraver les troubles cardio-pulmonaires; loin de là, ils s'améliorèrent le plus souvent à mesure que disparaissaient les douleurs articulaires et la fièvre.

D'autres médecins ont également donné l'antipyrine à des

malades cardiaques sans observer d'accident. C'est ainsi que le docteur Mayor (de Lausanne) a traité par l'antipyrine une jeune fille atteinte de fièvre typhoïde et d'insuffisance aortique. Or, dit-il, le cœur a été tonifié plutôt qu'affaibli par le médicament. Je citerai plus loin un cas d'insuffisance aortique tiré de ma pratique personnelle où l'antipyrine a été administrée pendant plusieurs mois, sans que j'aie jamais noté d'effet nuisible du côté du centre circulatoire.

Voici la relation très sommaire des cas de rhumatisme compliqués soumis à cette médication :

OBS. I. — Françoise P... entre dans mon service avec un souffle systolique à la pointe et des frottements à la base, à l'origine des gros vaisseaux. Il s'agit d'une endopéricardite rhumatismale. Quatre jours après son entrée, fluxions articulaires et fièvre, qui disparaissent très rapidement du jour au lendemain sous l'influence de l'antipyrine (à la dose de 4 grammes). Après une journée d'apyrexie, elle est prise d'un foyer d'hépatisation à la base gauche et d'un épanchement pleural à droite, dont le niveau s'élève en deux jours jusqu'à la pointe de l'omoplate. Comme sur ces entrefaites on avait supprimé l'antipyrine, on vit réapparaître les douleurs avec fluxions tibio-tarsiennes. Sous l'influence d'une nouvelle dose de 5 grammes d'antipyrine, les douleurs disparaissent dès le lendemain. Trois jours plus tard, l'épanchement tend à se résorber. On note la persistance du souffle cardiaque et du bruit de cuir neuf systolique et diastolique dans toute la région cardiaque. La médication fut continuée jusqu'alors. Guérison.

Il serait difficile de trouver un sujet présentant des conditions plus défavorables à l'emploi de l'antipyrine, si ce médicament était réellement un paralysant du cœur : le muscle cardiaque est altéré dans toute son étendue par suite de la péricardite ; sa valvule mitrale est insuffisante ; il a un surcroît d'effort à réaliser par le fait même de la pneumonie gauche et de la pleurésie droite. Je n'hésitai pas, malgré tout, à donner l'antipyrine avec la pensée de surveiller de plus près son action et de la suspendre à la moindre alerte. Le sujet a pris 70 gr. d'antipyrine en quinze jours (sauf une suspension de trois jours au moment de l'apparition des lésions pleurale et pulmonaire). Je ne veux pas préjuger de son action sur les complications, mais il est bon de constater que l'épanchement pleurétique s'est résorbé en sept jours, et que la péricardite a été résolue dix jours après la visite où nous avions noté son maximum d'extension.

L'impression personnelle que j'ai gardée de ce fait est que non seulement l'antipyrine n'a produit aucun trouble appréciable de la fonction cardiaque, mais encore qu'elle a hâté la résolution des complications du côté des séreuses.

Obs. II. — Lucie J..., 27 ans, entrée à l'Hôtel-Dieu dans mon service, salle Montazet, n° 2. Elle a eu une première attaque de rhumatisme aigu à l'âge de 21 ans.

Depuis onze jours, récidive à forme polyarticulaire. Température 39°. On constate un souffle systolique à la pointe et un dédoublement du deuxième bruit et dans le deuxième espace intercostal gauche, près du sternum, un bruit de frottement constitué par de fines crépitations indépendantes de la respiration et isochrones à la systole cardiaque. Il y a donc insuffisance mitrale, avec léger rétrécissement et un foyer de frottements péricardiques. Les urines sont albumineuses.

Malgré ces lésions cardiaques et la présence incontestable de l'albumine dans les urines, je donne 5 grammes d'antipyrine. Dès le lendemain, la malade peut se lever pour aller à la garde-robe. Je continue la médication jusqu'au 9 décembre, malgré l'apyrexie et l'absence de douleurs. A sa sortie, les frottements ont disparu et il ne reste qu'un souffle systolique moins intense qu'à son entrée.

Obs. III. — Amélie Laf... était entrée en 1884 pour un rhumatisme articulaire aigu dans mon service, salle Montazet, où elle fut traitée par le salicylate de soude. A ce moment le cœur était normal.

En juin 1885, elle entre de nouveau pour une troisième atteinte; la seconde a été traitée à l'Infirmerie évangélique.

A son entrée, rhumatisme polyarticulaire aigu avec fluxions multiples. Elle ne peut supporter, dit-elle, le salicylate de soude et supplie de lui donner une autre médication. On constate, en outre, un double frottement vers la base du cœur. On donne 4 grammes d'antipyrine le 19 juin, et dès le lendemain 20, les fluxions articulaires ont disparu et la malade exécute des mouvements faciles. Le 22, elle a une légère douleur dans un coude et on élève la dose d'antipyrine à 5 grammes. On continue la médication jusqu'au 30 juin, époque où elle ne se plaignait plus que d'un peu de raideur dans les articulations malades, mais sans douleur aucune. Les frottements ont à peu près disparu, et malgré les 60 grammes d'antipyrine qu'elle a absorbés en douze jours, elle n'a jamais ressenti de palpitations, et le pouls, qui était à 120 à son entrée, est tombé à 75.

Obs. IV. — Bénédicte Th..., entrée le 15 juillet 1885, salle Montazet, est atteinte depuis trois semaines de rhumatisme polyarticulaire aigu avec fièvre (39º,6). On constate, en outre, un souffle systolique à la pointe, se propageant vers l'aisselle. On lui administre 4 grammes d'antipyrine, et dès le lendemain les douleurs et les fluxions articulaires ont disparu, sauf un peu d'œdème du dos des pieds et des mains. La température tombe à 38º,2 pour devenir apyrétique le 18 juillet. On continue l'antipyrine jusqu'au 29 juillet, malgré l'absence de douleurs. On note la persistance du souffle systolique, mais sans troubles fonctionnels appréciables.

Peu de jours avant sa sortie, alors qu'elle ne prenait plus d'antipyrine depuis dix-sept jours, elle est envoyée au bain sulfureux pour dissiper quelques raideurs articulaires. Ce simple bain lui a donné des palpitations et de l'angoisse cardiaque ; aussi n'avons-nous pas renouvelé cette tentative.

Obs. V. — Julie P..., 23 ans, entre aux Troisièmes-Femmes le 3 mai 1885. Elle se plaint d'une névralgie du trijumeau droit, avec points de Valleix et d'un point de côté gauche. On constate un épanchement pleural du tiers inférieur et on institue le traitement de la pleurésie et de la névralgie faciale.

Huit jours plus tard (11 mai), nous constatons une fluxion articulaire notable du centre gauche avec douleur assez vive. Depuis son entrée, la températurs oscille entre 38º et 38º,6. On donne 4 grammes d'antipyrine. Dès le lendemain, diminution de douleur du coude (la névralgie faciale était déjà guérie).

L'antipyrine est continuée jusqu'au 18 mai, malgré l'apyrexie et la disparition des douleurs. Dès le 15, on note la résolution complète de l'épanchement.

L'antipyrine semble avoir facilité ou hâté la guérison de la pleurésie.

Obs. VI. — Claudine D..., 30 ans, est atteinte pour la seconde fois d'un rhumatisme articulaire aigu compliqué d'une pneumonie de la base du poumon droit. La température est à 39º,5 et le pouls à 128. On lui donne 4 grammes d'antipyrine et le lendemain toutes les articulations douloureuses sont libres. Deux jours plus tard, les signes pulmonaires ont à peu près complètement disparu, le pouls est tombé à 78 et la température à 37º,4. On continue le traitement jusqu'à sa sortie, qui a lieu huit jours après son entrée.

Obs. VII. — G... (M.-Joséphine), entrée le 20 juin 1886, salle des Troisièmes-Femmes, nº 21. Elle a de la fièvre, température 39º,8. Toutes les articulations des membres inférieurs sont tuméfiées et douloureuses. De plus, elle est très oppressée, 40 respirations. La respiration est bruyante. Toux fréquente et humide. Expectoration visqueuse finement aérée et rouillée. Toute la poitrine est remplie par des râles sonores et humides. Pas de souffle au cœnr, mais bruit de galop très manifeste. Les urines renferment une grande quantité d'albumine.

Il s'agit, en effet, d'un rhumatisme polyarticulaire aigu avec néphrite aiguë et œdème congestif des poumons. Le foie lui-même est congestionné, il descend jusqu'à l'ombilic et la malade a une teinte subictérique. Les reins doivent être très altérés, car dans la première journée la quantité d'urine ne s'est élevée qu'à 275 grammes. Albumine, 10 gr. par litre; urée, 3 gr.

Tous ces faits une fois constatés, nous donnons l'antipyrine à la dose de 5 grammes par jour. Dès le lendemain, comme d'ordinaire, les douleurs et les fluxions ont disparu. L'état pulmonaire ne s'est pas sensiblement modifié; mais, chose remarquable, le bruit de galop a disparu, et nous ne l'avons plus constaté depuis. La fièvre est tombée, l'état général s'est visiblement amélioré, l'ictère a disparu.

L'antipyrine a été continuée jusqu'au 3 juillet, malgré l'absence des douleurs et dans le but de combattre l'état fébrile résultant des lésions rénales et pulmonaires. Chaque jour son état général s'est amélioré, la respiration est devenue plus facile, le pouls a diminué de fréquence, mais la diurèse ne s'est pas établie, la quantité d'urine est restée très faible, variant de 300 grammes à 475 grammes au maximum.

A deux reprises différentes, nous avons supprimé le médicament comme expérience de contrôle, et chaque fois la courbe thermique s'est élevée, l'anxiété respiratoire est devenue plus marquée et l'état général s'est aggravé. La suppression de l'antipyrine n'a pas modifié la sécrétion urinaire.

Il est incontestable pour moi que malgré une lésion profonde des reins et du poumon, l'administration de l'antipyrine à la dose de 5 et de 6 gr. par jour n'a produit chez cette malade que d'excellents effets. Il est certain aussi que le médicament n'a ni augmenté ni diminué la diurèe; mais il ne s'est point opposé à l'élimination des principes solides de l'urine, car la densité a toujours varié en proportion inverse de la quantité de liquide. Cette malade est encore en traitement. Le pronostic reste grave, car depuis douze jours que je la suis, la quantité d'urée éliminée ne dépasse pas 3 grammes par jour, qu'on ait donné ou non l'antipyrine.

Voici une dernière observation de rhumatisme compliqué d'une lésion cardiaque ancienne, qui démontre incontestablement l'innocuité des doses élevées d'antipyrine, continuées pendant plusieurs mois.

Obs. VIII. — Il s'agit d'une malade de 60 ans environ, d'une constitu-
tion médiocre, atteinte de troubles gastriques et névropathiques. Depuis
dix-huit ans et plus, elle se nourrit exclusivement de lait et de potages et
ne boit jamais de vin, ni aucun liquide alcoolique. Je lui donne des soins
depuis douze ans, et dès mon premier examen j'ai constaté une insuffisance aortique bien compensée qui n'a jamais donné lieu à des troubles
fonctionnels, malgré qu'il y ait un pouls de Corrigan et une danse des
carotides des plus accentuées.

Depuis deux années, elle est atteinte d'un rhumatisme polyarticulaire
qui s'accompagne de gonflement des articulations phalangiennes. Il n'y
a cependant pas des nodosités d'Heberden, et ces gonflements disparaissent par intervalles. Aux membres inférieurs les douleurs se sont
localisées aux articulations tibio-tarsiennes, et ont fait naître un œdème
considérable du dos du pied, et le long des gouttières des muscles de
la jambe. J'ai eu l'occasion de voir cette malade à diverses reprises
avec M. Teissier père. Tous les médicaments ordinaires ont complètement échoué et une saison à Plombières n'a même pas modifié l'état
local et les douleurs.

A plusieurs reprises, je lui avais donné l'antipyrine. Chaque fois le
soulagement des douleurs a été à peu près immédiat ; mais je n'osais pas
continuer le médicament, vu le peu de résistance du sujet et surtout en
présence de la lésion aortique.

C'est aux sollicitations de la malade qu'au mois de mars de cette an-
née j'ai prescrit de nouveau l'antipyrine, et cette fois à la dose quoti-
dienne de 6 gr. pendant 15 jours, puis de 5 gr. le reste du temps. Depuis,
la médication a été continués, à peu près sans interruption jusqu'au
20 juin et même jusqu'à ce jour. Chaque fois que ce médicament était
suspendu, ne fût-ce que pour une journée, les douleurs revenaient aussitôt, et la malade réclamait aussitôt sa dose d'antipyrine. Dans cet inter-
valle de plus de trois mois, elle a donc consommé, *sans interruption*,
plus de *cinq cents grammes* d'antipyrine !

Cette persévérance a trouvé sa récompense. Actuellement le gonflement et l'œdème des pieds et des jambes ont complètement disparu, les
douleurs sont nulles, la marche est devenue possible, entravée seulement par un peu de raideur. Toutefois la guérison n'est pas encore complète.

Cet exemple est extrêmement remarquable au point de vue
de la tolérance des doses élevées et prolongées d'antipyrine.
Je rappelle que cette malade a un estomac qui supporte diffi-
cilement les aliments les plus usuels et que son régime se
réduit à du lait et des potages, à l'exclusion de toute
boisson alcoolique. D'autre part, elle n'a jamais pu prendre

deux jours de suite le salicylate de soude, l'iodure de potassium sans éprouver des signes d'intolérance gastrique.

Quant à la maladie cardiaque, elle ne m'a jamais paru influencée par l'antipyrine. J'ai suivi très attentivement l'état du pouls et du cœur et je n'ai constaté ni faiblesse, ni irrégularité, ni modification de la vitesse. Cette observation, probablement unique, me paraît des plus concluantes pour démontrer que l'antipyrine n'exerce pas d'action fâcheuse sur le cœur, du moins aux doses thérapeutiques.

Dans le *rhumatisme chronique*, l'action de l'antipyrine est incertaine. Dans certains cas, comme celui de l'observation VIII, que l'on peut à cause de la durée considérer comme un rhumatisme chronique, mais qui se rapproche des formes subaiguës par le gonflement et l'œdème périarticulaires, ce médicament a donné de bons résultats ; mais je l'ai vu échouer dans la plupart des autres cas de rhumatisme chronique.

Je l'ai vu également échouer dans les *pseudo-rhumatismes blennorrhagiques, dysentériques*, et dans les douleurs articulaires qui accompagnent l'*érythème noueux*. Ces affections ne sont évidemment pas de même nature que le rhumatisme, et le traitement par l'antipyrine est aussi inefficace que le traitement par le salicylate de soude. Enfin, dans deux cas de scarlatine avec douleurs articulaires j'ai vu celles-ci céder à l'antipyrine.

Il résulte donc des faits cliniques que je viens d'exposer que l'antipyrine donne des résultats heureux constants dans les formes aiguës et subaiguës du rhumatisme, qu'elle agit quelquefois dans le rhumatisme chronique, mais qu'elle n'est pas plus active que son rival, le salicylate de soude, dans les arthrites secondaires pseudo-rhumatismales.

Enfin, les huit observations que je viens de citer, par la gravité des complications, par leur association sur un même sujet, par l'insuffisance rénale, en un mot par la réunion de toutes les conditions les plus favorables à traduire l'action nocive d'un médicament sur le cœur, me paraissent démontrer que l'accusation portée contre l'antipyrine n'est pas justifiée par l'observation clinique. J'avais donc raison de faire des réserves sur la valeur des expériences physiologiques qui ont servi de point de départ à cette erreur, d'autant plus regrettable qu'elle a failli compromettre une des plus précieuses acquisitions de la thérapeutique.

9 782329 165318